VULGARISATION HYGIÉNIQUE

BOISSONS ET ALIMENTS

NOTES HYGIÉNIQUES

SUR

LES CONSOMMATIONS LES PLUS USUELLES

PAR

J. BEAUBRUN

Médecin à Solignac, ancien Aide-Chirurgien des ambulances mobiles,
Délégué cantonal.

SOMMAIRE

LIMOGES

IMPRIMERIE Vᵉ H. DUCOURTIEUX

5, RUE DES ARÈNES, 5

1879

NOTES HYGIÉNIQUES

SUR

LES CONSOMMATIONS LES PLUS USUELLES

VULGARISATION HYGIÉNIQUE

BOISSONS ET ALIMENTS

NOTES HYGIÉNIQUES

SUR

LES CONSOMMATIONS LES PLUS USUELLES

PAR

J. BEAUBRUN

Médecin à Solignac, ancien Aide-Chirurgien des ambulances mobiles,
Délégué cantonal.

« C'est presque une science que de bien s'alimenter. »
H. DE PARVILLE.

« ... La fraude assiége nos tables et frustre nos organes des matériaux qu'ils réclament, si elle ne les convertit en poison. »
MICHEL LÉVY.

« L'hygiène proteste contre tous les abus. »
Dr MANDON.

LIMOGES
IMPRIMERIE Ve H. DUCOURTIEUX
5, RUE DES ARÈNES, 5

1879

A MESSIEURS

A. BILLARD

Ancien Commerçant à Paris

ET

CH. BEAUBRUN

Successeur de la Maison Frédéric Beaubrun, à Limoges.

Une des prétentions de ce petit livre étant de mettre le consommateur en garde contre les agissements d'un industrialisme effréné à notre époque, permettez-moi de réunir vos noms sur cette page, vous pour qui la pratique de l'ancienne bonne foi commerciale fût toujours chose sacrée.

Je serais heureux, croyez-le bien, de vous offrir un témoignage moins faible de mes vifs sentiments d'estime et d'amitié.

J. BEAUBRUN.

AU LECTEUR

Cette courte brochure n'a trait, ainsi que son titre l'indique, qu'à une des partie de l'hygiène. Toutefois, cette partie n'est pas, de nos jours surtout, la moins importante si, d'une part, on tient compte des découvertes contemporaines de la physiologie expérimentale et de la chimie organique, et si l'on considère, d'autre part, les sophistications inouïes qui, en s'attaquant aux denrées alimentaires de première utilité, semblent avoir entrepris le siége systématique de notre bien le plus cher : la santé.

Les livres didactiques d'hygiène, même sur cette matière, ne manquent pas et sont pour la plupart excellents, nous le savons bien ; mais comme ils se trouvent ou trop complets ou trop savants, nous avons conçu l'idée de condenser dans les notes qui suivent les connaissances à peu près indispensables sur les objets les plus usuels de l'alimentation.

Autant que possible, nous avons écarté les explications physiologiques, chimiques et d'histoire naturelle auxquelles toute œuvre vraiment scientifique ne peut se dispenser d'avoir recours.

Nous offrons donc ce résumé au personnes trop affairées, qui ont peu de temps à donner à l'étude, ou qui manquent de notions scientifiques suffisantes pour aborder les gros traités.

Nous nous estimerons heureux si nous leur avons paru clair et si elles ont pu retirer quelque profit de nos conseils.

N'aurions nous réussi qu'à leur inspirer une circonspection trop justifiée à l'égard de bon nombre de consommations d'un usage journalier, que nous croirions n'avoir pas fait œuvre inutile, surtout si cette circonspection les stimulait à dénoncer plus souvent les agissements d'un industrialisme dévergondé autant que préjudiciable.

J. Beaubrun.

Solignac, décembre 1878.

CONSIDÉRATIONS PRÉLIMINAIRES DE PHYSIOLOGIE SUR LA NUTRITION ET LA DIGESTION.

> « La faim et la soif sont les indices de la destruction de notre corps par l'activité de la vie. Les aliments doivent remplacer les parties ainsi détruites, car la vie c'est l'échange de la matière. »
>
> J. MOLESCHOTT.

Le corps de l'homme peut être assimilé à une machine à vapeur dont le travail est entretenu à l'aide de certains aliments *combustibles*, développant de la chaleur sous l'influence de l'air (1) introduit par la respiration. Toutefois, la machine ne pouvant fonctionner sans s'user, des aliments d'un autre ordre seront nécessaires pour réparer cette usure. De là deux grandes classes d'aliments : les uns, aliments complets contenant de l'*azote*, du *carbone*, de l'*hydrogène*, et capables plus ou moins de remplir le double but d'entretien

(1) Le principe comburant de l'air est, comme on sait, le gaz oxygène.

(réparation et calorification); on les désigne sous le nom d'*aliments plastiques* ou *azotés*, réparateurs proprement dits (tels sont les œufs, certains légumes, les viandes et leur graisse); les autres, aliments incomplets, ne renfermant que du *carbone* et de l'*hydrogène* et connus sous le nom d'aliments *respiratoires, ou de combustion, ou hydro-carbonés* (graisses, huiles, fécules, divers sucres, alcool).

Il y a une troisième classe qui comprend sous la dénomination d'*aliments minéraux* des matériaux dont le rôle n'est pas moins important pour notre organisation que ceux qui précèdent. (Exemple, le sel marin ou chlorure de sodium, le phosphate de chaux, etc.)

Se nourrir équivaut donc à entretenir la vie à la fois par une génération incessante de chaleur animale et par une réparation régulière des éléments usés de notre organisme. En résumé, nous brûlons et nous *désassimilons* (nous usons) d'une part; d'autre part, nous *assimilons* (nous réparons). C'est là le « *double mouvement* » dont parle Bichat, double mouvement « qui compose sans cesse et qui décompose l'animal. Son organisation reste toujours la même, mais ses éléments varient à chaque instant. »

« Notre organisme, dit de son côté le Dr Riant (1), est

(1) L'auteur des excellentes *Leçons d'hygiène* adoptées par le ministre de l'instruction publique.

comme le vaisseau des Argonautes, dont les avaries continuelles ne laissaient plus au retour une seule des parties qui entraient au départ dans sa composition. »

L'assimilation des principes nutritifs est rendue possible par la transformation qu'ils subissent à la suite d'une série d'actes physiques, chimiques, mécaniques, qui constituent la fonction digestive. Nous connaissons tous, au moins de nom, les organes de la digestion : c'est d'abord la bouche, armée de ses dents pour l'action mécanique de trituration, et tapissée de ses glandes versant leurs sucs pour concourir, d'une part, à cette première action en facilitant la division des aliments imprégnés, et d'autre part, pour commencer l'action chimique, laquelle va se continuer dans l'estomac et l'intestin grêle.

Ces deux dernières cavités, la première une vaste poche en forme de cornue, la seconde, un long canal replié sur lui-même et qui, déroulé, représenterait six ou huit fois la longueur totale du corps, sont bien véritablement les laboratoires où se passent les opérations chimiques les plus importantes du travail digestif. Les fibres musculaires contenues dans les tuniques constituantes de ces organes produisent par leurs contractions un travail mécanique qui n'a plus tant pour but de diviser que de mettre la masse alimentaire en contact avec tous les points des cavités, et de la faire cheminer le long de leurs parois. Les sucs des glandes qui tapissent ces parois, ainsi que les sucs d'autres glandes situées dans le voisinage, font subir à la masse une préparation qui la rend propre à être absorbée. Deux systèmes de vaisseaux, enfin, se terminant par des radicules très déliées plongeant dans l'intestin, aspirent, pompent la pâte alimentaire fluidifiée et préparée par les glandes. *Veines* et *Vaisseaux chylifères*, telles sont les voies qui transportent les éléments nutritifs dans le courant sanguin, lequel va les charrier, à son tour, à travers tout l'organisme, et, à l'aide d'une canalisation multipliée à l'infini, permettre ainsi la circulation de la sève nécessaire à l'entretien de tous les organes (1).

(1) On connaît la transformation vivifiante que la respiration fait subir aux sang veineux dans les poumons, transformation après laquelle le sang passe dans le système artériel et devient sang artériel, sang oxygéné. (Nous avons emprunté ce résumé de la digestion à notre ouvrage : *La Médecine de notre temps*.

NOTES HYGIÉNIQUES

SUR LES

CONSOMMATIONS LES PLUS USUELLES

I.

DES BOISSONS

OU CONSOMMATIONS LIQUIDES LES PLUS USITÉES.

C'est à l'occasion des consommations liquides que nous aurons à signaler de très nombreuses sophistications, car elle s'y prêtent merveilleusement pour ainsi dire. Aussi croyons-nous devoir donner aux notes de cette première partie une extension relativement plus importante.

I. — Les boissons ont pour résultat : 1° de remplacer les liquides que nous perdons d'une

1.

façon plus ou moins sensible par les excrétions, les sécrétions et les exhalations de l'organisme (1) ; 2° de favoriser la dissolution des aliments solides que nous ingérons et d'en faciliter l'absorption ; 3° d'introduire par l'eau et surtout par le vin des principes minéraux d'une importance capitale pour la composition du sang et de certains tissus.

L'eau étant la base, le véhicule de toutes les boissons, et représentant à elle seule les 75 p. % de nos tissus, nous la plaçons naturellement en tête de cette courte revue.

Eau. — Les qualités d'une eau potable se révèlent par sa limpidité, sa saveur fraîche et le manque absolu d'odeur. Par contre une eau trouble, odorante et à saveur désagréable ne saurait être qu'insalubre.

(1) Notre corps perd à peu près deux kil. 500 gram. de liquides divers par jour, en urine, vapeur d'eau exhalée par le poumon, sueur exhalée par la peau, et sécrétions diverses (salive, larmes, etc.).

On peut diviser les eaux en eaux de source, de puits, eaux pluviales et eaux courantes.

Les eaux de source sont généralement fraîches, assez pures, assez minéralisées (1), mais elles manquent souvent d'une aération suffisante et peuvent se rencontrer à une température très basse qui constitue, en été, un danger pour le consommateur imprudent.

Elles ne sont pas toujours légères à l'estomac (par défaut d'air).

Les *eaux de puits* contiennent le plus souvent une assez forte proportion de sels de chaux, ce qui leur a valu la désignation d'*eaux calcaires*, d'*eaux séléniteuses*. Elles sont lourdes, crues, cuisent mal les légumes, se troublent en bouillant, et forment des grumeaux avec le savon qu'elles décomposent (d'où moyen de les reconnaître). Elle ne sauraient donc être consom-

(1) Toutes les eaux contiennent des éléments minéraux qui leur sont cédés par le sol, mais la proportion de ces éléments est infiniment variable. Les eaux dites *minérales* dont la médecine à si bien tiré profit sont généralement plus minéralisées que les eaux communes.

mées sans inconvénients, et on doit rejeter leur emploi, même pour les usages culinaires.

Les *eaux courantes de rivière*, de fleuve, sont, sans contredit, les plus hygiéniques à la fois par leur bonne aération, par leur douceur, leur minéralisation suffisante, qui les adapte aux besoins de l'organisme, et par leur légèreté qui facilite leur digestion. Il faut pouvoir, toutefois, les puiser au-dessus des villes qu'elles traversent et non au-dessous, et les filtrer, par précaution, si elles manquent de limpidité ou si leurs rivages sont peuplés d'usines capables d'y rejeter des principes malsains ou dangereux. C'est surtout là où elles couleront sur un fond de sable (véritable filtre naturel) et où leur cours sera rapide et peu profond que l'on devra les recueillir de préférence.

Les *eaux de pluie* sont d'une grande pureté et se rapprochent beaucoup de l'eau distillée (chimiquement la plus pure). C'est précisément leur manque de principes minéraux qui les rend peu propres à un usage soutenu. Si l'on se trouvait dans la nécessité d'en boire, on remédierait excellemment à leur principal, pour ne pas dire à leur unique inconvénient, en ajoutant par litre 25 à 30 centigrammes de sel de cuisine (environ une forte pincée ou un tiers de cuillerée à dessert).

Vin. — « La complexité des matériaux organiques qui entrent dans la composition du vin, dit M. Bouchardat, et qui, à certains égards, se rapprochent de ceux de l'organisme humain, rend bien compte de l'action restaurante du vin chez les individus épuisés par suite d'anémie et d'une alimentation insuffisante. »

Le vin peut donc être justement qualifié de boisson alimentaire, réparatrice et calorifique à la fois, à la condition que la qualité en soit bonne et la provenance naturelle. Malheureusement, outre les coupages plus ou moins hygiéniquement pratiqués, mais qui sont aujourd'hui chose acceptée, beaucoup des vins à bas prix se fabriquent presque de toutes pièces, sans le secours de la vigne et des vignerons. La loi punit la fraude assurément, mais trop de falsificateurs échappent aux poursuites. Cela vient en grande partie de l'indifférence ou de l'ignorance du consommateur.

Nous conseillons à tous ceux qui suspecteront un vin auquel *ils auront mis le prix* de le faire analyser par un pharmacien ou un chimiste consciencieux et habitué à ces sortes d'expertises. L'analyse chimique seule peut signaler sûrement une falsification nuisible (1), et les qualités apparentes telles que la limpidité, la saveur agréable, ne doivent pas être acceptées à l'exclusion de tout autre moyen de contrôle.

La qualité et les propriétés variables des vins, selon le pays de production, ont fait établir une division naturelle des crûs les plus estimés. Nous ne fournirons quelques indications spéciales que sur les suivants :

Vins de Bordeaux. — Ces vins dits *astringents* se distinguent entre tous par leur richesse en *tannin*, principe astringent et tonique d'une grande valeur, surtout par son asso-

(1) Et il en est de fort nuisibles ; en particulier l'addition de litharge qui communique au vin une saveur douce, mais qui en fait un breuvage littéralement empoisonné.

ciation aux autres matériaux du vin. Aussi a-t-on pu dire que les vins de Bordeaux étaient des vins de quinquina naturels, quoique sous ce rapport et au point de vue thérapeutique ils soient inférieurs au vin de Saint-Raphaël. C'est donc à ce dernier et aux Bordeaux qu'on doit donner la préférence lorsqu'il s'agit de soutenir les forces des malades, des convalescents, ou de stimuler les estomacs affaiblis et irritables. Le tannin atténue, en effet, les propriétés excitantes de l'alcool qui, d'ailleurs, ne figure dans ces vins qu'en proportion assez faible. La présence du fer qui a été signalée dans leur composition ne peut que renforcer encore leurs excellentes qualités toniques.

Vins de Bourgogne. — Ces vins sont plus riches en alcool, plus chauds, plus excitants que les précédents. Ils contiennent aussi du tannin, mais en proportion moindre. Leur couleur est moins foncée et « ils ne supportent pas, dit un hygiéniste (1), les hautes températures qui perfectionnent les vins de Bordeaux.

(1) Dr Riant, *Leçons d'hygiène.*

De là l'ancien précepte suivant lequel il faut tenir les premiers dans une cave très profonde, et les autres au grenier ».

Le Bourgogne ne serait pas l'ami des goutteux à en croire Scudamore : « L'Hermitage rouge et le Bourgogne, ce dernier surtout, dit-il, renferment la goutte dans chaque verre. » Ajoutons qu'on peut en dire autant de tous les vins trop excitants et trop alcooliques, si l'on entend parler de goutteux puissants et irritables. Il n'en est plus de même des goutteux débilités et cachectiques, chez lesquels l'usage d'un vin généreux, pris avec modération, est bien plus utile que nuisible.

Les *vins de Cahors* sont intermédiaires aux précédents. Ils sont plus excitants que les Bordeaux et plus *tanniques* que les Bourgogne.

Les *vins du Beaujolais* sont plus légers, moins colorés que tous les autres, mais tout en étant également très appréciés et très agréables, il y aurait peut-être avantage, à cause de leur acidité naturelle, à les supprimer du régime des estomacs susceptibles (chez les dyspeptiques, les goutteux et les graveleux).

Certains autres vins consommés surtout dans le centre de la France : *les Périgord, les Angoumois* (ces derniers malgré un goût de terroir assez prononcé), sont encore très bien cotés comme vin de table. L'hygiène n'a, en réalité, rien à leur reprocher.

Les meilleurs crûs du Bordelais et de Bourgogne, sans contredit les plus estimés de France, ont malheurensement atteint des prix inaccessibles aux fortunes modestes et se font de plus en plus rares. Il devient même très difficile de se procurer les qualités dites *Petits Bordeaux, Petits Bourgogne* dans leur état parfaitement naturel, si l'on né s'adresse à un intermédiaire, et mieux encore, à un producteur jaloux de sa réputation et d'une loyauté absolue. La plupart de ces crûs secondaires sont, en effet, coupés à l'aide de gros vins du Roussillon et du Midi, dont la richesse en couleur permet encore l'addition d'une quantité d'eau très variable. Là comme ailleurs du reste on ne se prive pas du secours frauduleux des substances colorantes.

Nous ne dirons rien des autres vins moins

connus et moins appréciés de la généralité des consommateurs, d'autant plus que chacun est à peu près fixé sur les propriétés et les qualités du vin qu'il boit habituellement et qu'il demande sur place dans les pays de production, ou qu'il importe du vignoble le plus proche.

Lorsque, par suite de l'usage d'un vin, on éprouve des irritations d'estomac s'accompagnant de troubles digestifs, il faut s'assurer de l'état naturel de ce vin. Dans le cas où il n'aurait été l'objet d'aucune sophistication, ses propriétés malfaisantes ne pourront provenir que d'une altération spontanée ou d'un excès de principes acides. Les vins du Nord et de la banlieue de Paris sont dans ce dernier cas et ne sauraient être recommandés par l'hygiène.

Nous ne ferons que mentionner les vins blancs, dont les effets énervants, alcooliques et peu toniques commandent la plus grande circonspection (1).

(1) Consommés seulement par intervalle et toujours coupés d'eau, les vins blancs légers peuvent être utiles chez les graveleux, les goutteux, en favorisant l'excrétion urinaire.

Les vins liqueurs : vins d'Espagne, du Portugal, de Madère, et certains crûs du midi de la France, ne doivent pas davantage entrer dans les habitudes, sous peine d'engendrer, à l'égal des précédents, toutes les graves conséquence de l'alcoolisme.

« Faut-il boire les vins vieux ou jeunes ? dit le Dr Ferrier dans sa *Notice sur l'action physiologique des vins.*

» Les vieux rouges dépouillés produisent surtout la stimulation propre à l'alcool, la *stimumulation diffusible.*

» La perte des éléments toniques et tempérants (*tannin, matières extractive et colorante*), perte qui leur donne une chaleur plus immédiate, les rend en même temps moins alimentaires.

» La boisson alimentaire par excellence qui restaure, pour ainsi dire, à la manière d'un bouillon concentré, c'est le vin âgé de quelques années seulement, où la saveur et la qualité chaude de l'alcool dominent, il est vrai, mais sans détruire l'effet salutaire des autres éléments. Malheureusement, dans les vins très vieux, surtout dans ceux du Midi, la prédominance de l'alcool est fâcheuse pour toutes les personnes nerveuses, pour celles qui ont une irritabilité notable du centre gastrique ; nous insistons sur ce point, car le préjugé vulgaire veut que les vins rouges vieux conviennent toujours aux vieillards, aux sujets délicats ; c'est là une erreur dangereuse qui a provoqué bien des névroses gastro-intestinales, et grandi les phénomènes de l'hypochondrie chez la plupart de ceux qui en sont atteints. »

Pour résumer notre opinion sur l'usage du vin en général, nous dirons qu'il conviendra de ne le boire que coupé d'eau (à moitié, au tiers ou même au quart), que chacun sera d'ailleurs son meilleur juge sur le degré à donner à ce coupage, s'il prend en considération son genre de vie et les exigences ou les répugnances de sa constitution particulière.

Le médecin viendra certainement en aide aux consommateurs trop embarrassés pour fixer leur régime à cet égard, et c'est en se guidant d'après les conseils d'une sage expérience que l'on reconnaîtra, avec le père de la médecine, que « le vin est chose merveilleusement appropriée à l'homme, si, en santé comme en maladie, on l'administre avec à propos et juste mesure, suivant la constitution individuelle ». (Hippocrate.)

Richesse alcoolique moyenne des vins les plus connus.

Nous empruntons le tableau suivant à l'excellent ouvrage des docteurs Chassagne et Desbrousses : *Guide médical de l'officier* (partie hygiénique).

CRUS	RENDEMENT alcoolique	CRUS	RENDEMENT alcoolique
Madère vieux........	20.5	Champagne non mouss.	12.5
Porto................	20.2	Frontignan	11.8
Roussillon	16.5	Champagne mousseux.	11.6
Malaga	16	Mâcon	
Hermitage............		Bons vins du Rhin ...	11
Saint-Georges.........	15	Bons Bourgogne......	
Sauterne blanc.......		Saint-Estèphe	9.7
Lunel................	14.3	Tokay...............	9.1
Narbonne.............	13.5	Château-Margaux	8.97
		Château-Laffite.......	8.77

« Les analyses varient quelque peu avec les échantillons, les années, les crûs. » (*Loc. cit.*)

Notes sur quelques sophistications des vins.

Les principales substances avec lesquelles on falsifie les vins sont la craie, l'alun, la potasse, la litharge (déjà mentionnée), et diverses matières colorantes. Parmi ces dernières, il en est d'inoffensives telles que les baies de sureau, la mauve noire, par exemple; mais il en est de plus ou moins préjudiciables à la santé. Signalons particulièrement la *fuschine* qui a fait beaucoup parler d'elle ces derniers temps. La fuschine est nuisible surtout par l'arsenic qu'elle contient quelquefois en très forte proportion, puisqu'elle a pu en révéler jusqu'à 35 p. %. Il s'est trouvé des optimistes pour ne reconnaître que des avantages aux vins fuschinés représentant des doses *infinitésimales* d'arsenic. On sait en effet que cette substance est employée en médecine à très minimes doses comme apéritive, tonique et moyen d'épargne, et qu'à la suite de son usage, on observe un certain embonpoint chez la plupart des malades.

Malgré ces heureux résultats, le médecin ne prolonge pas l'administration du remède, parce qu'il sait bien que l'arsenic, s'accumulant dans l'organisme, finirait par l'intoxiquer. En ce qui concerne les vins, comment admettre l'avantage de ceux qui sont fuschinés arsénicaux puisque, d'une part, leur consommation peut être très prolongée sans aucun temps de repos, et que, d'autre part, la proportion d'arsenic ne se trouvant jamais dosée, peut atteindre un chiffre relativement très élevé (selon surtout l'emploi de certaines fuschines) et, en outre, est éminemment variable de par le caprice de certains consommateurs.

La fuschine même pure (exempte d'arsenic) a été accusée par de savants expérimentateurs, tels que MM. Feltz et Ritter, d'occasionner de l'albuminurie (déperdition d'albumine (1) par les urines). De toute manière donc, on fera bien de se préserver des vins fuschinés, et d'éclaircir ses soupçons par l'analyse confiée à un homme du métier.

M. Couttolenc présenta au congrès de Bruxelles un papier réactif des vins fuschinés dont le public devrait bien se préoccuper davantage. Ce papier plongé dans une faible quantité de vin naturel prend une teinte grise verdâtre. Il devient rose dans le vin tant soit peu fuschiné, et d'autant plus rose que la fuschine est en plus forte proportion.

(1) L'albumine est un des éléments constituants du sang.

Indépendamment des sophistications, les vins les plus naturels peuvent spontanément s'altérer sous diverses influences (1). Une des plus graves de ces altérations, à laquelle il est difficile de remédier, est l'acidité. Voici cependant un moyen recommandé par M. Pezzani pour enlever au vin acide son aigreur :

Mélanger 280 grammes de tartrate neutre de potasse par pièce de 220 litres. On laisse reposer pendant huit jours, et on soutire en s'arrêtant au trouble.

Note sur le vin de Saint-Raphaël.

Dans le cours de notre article, et au sujet des vins de Bordeaux, nous n'avons fait que mentionner le vin de Saint-Raphaël. Comme les illustrations médicales de notre époque l'ont préconisé presque à l'exclusion de tout autre

(1) « Les altérations des vins étant dues à l'évolution des ferments, M. Pasteur a logiquement proposé comme moyen de conservation de tuer les ferments par chauffage du vin à + 60°. Depuis quelques années, de nombreux appareils fonctionnent dans le Midi sur une très large échelle, et la question peut être considérée comme heureusement résolue. » Drs Chassagne et Desbrousses, *Guide médical*, etc., partie hygiénique.

pour remplir les indications si nombreuses qui se rattachent à la médication tonique et reconstituante, nous lui consacrerons à cette place un développement dont certainement nos lecteurs nous saurons gré. Le vin de Saint-Raphaël est par excellence un vin *tannique* et conséquemment un vin de quina naturel. A ce titre il est d'autant plus précieux, que les vins de quinquina laissent toujours beaucoup à désirer comme préparation et comme résultat.

« Le tannin, en effet, dont la matière colorante des vins rouges est constituée, a dit un chimiste des plus distingués, précipite les alcaloïdes du quinquina ; de plus, il forme avec l'extractif une sorte de laque insoluble qui se sépare, et le résultat est du vin altéré qui ne conserve d'autres propriétés médicamenteuses que celles qui lui sont propres. » OSSIAN HENRY, *Des vins de quinquina*. (Notice.)

On concevra donc sans peine l'immense avantage que présente une préparation naturelle telle que le vin tannique de Saint-Raphaël. Voici d'ailleurs, pour nous édifier à son sujet, comment s'exprime M. E. Bégin dans une revue médicale très estimée :

« Depuis plus de trente ans, les vins de Bagnols (Saint-Raphaël) sont exclusivement employés comme fortifiants et reconstituants dans les hôpitaux de Paris.

« Tous les grands médecins qui s'y sont succédés l'ont prescrit chaque jour. Parmi les plus illustres qui ne sont plus, nous citerons :

» Magendie, Rostan, Chomel, Velpeau, Requin, Monneret, Trousseau, Grisolle.

» Voici les conditions dans lesquelles on l'administre le plus fréquemment : toutes les fois qu'il s'agit de relever le niveau *des fonctions de nutrition*, aucun remède n'est mieux indiqué. C'est ainsi qu'il rend de grands services dans *les cas d'anémie, d'appauvrissement général de l'économie*, avec allanguissement des fonctions digestives. C'est ainsi qu'il est si utile aux personnes affaiblies, et dans les convalescences. Quand nul autre agent réparateur ne peut être digéré, ce vin, en effet, s'absorbe sans subir d'autre modification que celle qui résulte de son mélange avec le suc gastrique; les ferments digestifs n'ont donc pas besoin d'intervenir pour son absorption et son rôle ultérieur dans la nutrition : ce qui explique très bien son utilité dans les maladies dans lesquelles la sécrétion des ferments digestifs est suspendue. Dans la fièvre typhoïde et surtout dans la forme adynamique et dans les lentes convalescences de ces maladies, de petites doses convenablement renouvelées rendent tous les jours de grands services. Cet utile modificateur a, d'après Chomel, Trousseau, Monneret, Grisolle, contribué à sauver la vie à des malades dont l'état semblait désespéré.

» Dans les fièvres intermittentes rebelles au quinquina, du vin de Saint-Raphaël, à doses graduées et modérées produit les plus heureux effets.

» Tood, M. le professeur Béhier, ont fait un heureux emploi de l'alcool dans les pneumonies. Laennec, Fonsagrives, Grisolle préfèrent le vin dans ces pneumonies où les phénomènes de prostration, d'adynamie se montrent sous des formes menaçantes ; mais c'est là surtout que l'emploi du vin de Saint-Raphaël doit être conseillé à doses fractionnées.

» Dans les formes les plus variées de débilité, ce tonique excellent rend les plus utiles services. Il convient également dans toutes les affections scrofuleuses, cancéreuses, dans les cachexies qui suivent les intoxications lentes, saturnines, paludéennes, etc., toutes les fois, en un mot, où il faut relever les forces vives de l'économie et en particulier dans les hémorrhagies passives, surtout les pertes utérines et flueurs blanches qui chez beaucoup de femmes persistent avec tant d'opiniâtreté.

» De petites doses de vin de Saint-Raphaël, convenablement administrées, donnent une énergie immédiate, qui facilite, régularise les fonctions de nutrition dont l'allanguissement accompagne ou prépare tant de maladies chroniques.

» L'expérience démontre que l'usage d'un cordial tannique, dont le vin de Saint-Raphaël est le type, détermine l'équilibre des fonctions, et, par cela même, peut prolonger l'existence au delà des limites ordinaires. L'observation démontre la vérité de cette conclusion. Tous les jours, dans les hôpitaux de Paris, on emploie pour ranimer les forces, pour relever l'énergie des fonctions digestives des malades affaiblis par la vieillesse ou la maladie, soit le vin de quinquina, soit le vin de Bagnols, qui réussissent également dans toutes les conditions parfaitement similaires où ils sont prescrits. Or, le vin de Bagnols-Saint-Rapahël est le plus riche en tannin qu'on connaisse; *c'est un vin de quinquina naturel*; tout concourt pour lui assurer ce premier rang. Aussi peut-on se convaincre par tous les procédés employés pour doser le tannin, que le vin de Saint-Raphaël contient au moins autant de ce principe immédiat que les vins de quinquina les mieux préparés par le laboratoire.

» Ainsi s'explique cette similitude d'action constatée par un usage de plus de trente ans dans tous les établissements hospitaliers de la ville de Paris.

» Le vin de Saint-Raphaël l'emporte sur le vin de quinquina par sa saveur infiniment plus agréable. Il n'est pas de remède plus apprécié par le malade ; il doit être employé, en terminant chaque repas, aux doses modérées de 25 à 50 grammes, soit environ un demi verre à Bordeaux. »

(*Union médicale*, 8 mai et 14 juin 1873).

Cidre. — Le bon cidre constitue une boisson tempérante et rafraîchissante qui n'est pas contraire à l'hygiène, à la condition, comme toujours, qu'on en use avec modération. Cependant la forte proportion des principes acides qu'il contient et sa faible qualité tonique doivent le faire rejeter des estomacs délicats, affaiblis et digérant mal.

Bière. — La bière fabriquée selon les règles et dans la composition de laquelle il n'entrerait qu'une eau saine, de l'orge, du houblon et de l'alcool produit naturellement par la fermentation, serait une consommation tempérante, nutritive, diurétique (1), et en somme, très hygiénique. Mais il s'en faut qu'il en soit ainsi, et c'est surtout à l'occasion de la bière que l'on peut refaire le mot d'un hygiéniste : « L'homme ne meurt pas, il s'empoisonne. » En effet, la couperose verte, l'alun, déjà nuisibles par un usage prolongé, ne sont encore que misère à côté de la coloquinte, de la noix vomique, de la strychnine, poisons véritablement redoutables que l'industrialisme n'a pas craint d'employer pour remplacer l'amertume du houblon. Quoique à doses infinitésimales, ces dernières substances n'en agissent pas moins très énergiquement sur l'économie, par suite d'une consommation fréquente. — La rareté de cette inqualifiable sophistication est compensée par beaucoup d'autres qui sont pratiquées journellement, telles par exemple que l'emploi des

(1) *Diurétique* s'entend de toute substance ou de tout liquide qui favorise l'excrétion urinaire.

feuilles et de l'écorce de buis, des feuilles de ménianthe, des lichens, de la gentiane. (Ces dernières heureusement inoffensives et toujours dans le but de remplacer le houblon). — On a substitué à l'orge lui-même d'autres céréales ou du sirop de fècule ou glucose, produit assez nuisible par le sulfate de chaux qu'il renferme. (Voir la note sur la fabrication industrielle du glucose, à la suite de cet article).

Cet aperçu est plus que suffisant, nous l'espérons, pour inspirer au lecteur une circonspection aussi salutaire que justifiée à l'égard des produits de brasserie.

La richesse des bières en alcool est très variable. Voici les indications relevées par M. Payen pour les bières les plus usitées (reproduites dans le *Précis d'hygiène* du Dr Lacassagne).

			pour 100.
BIÈRES ANGLAISES.	Ale	Burton	8.2
		Edimbourg	5.7
	Porter de Londres	de	3.9 à 4.5
	Petite bière de Londres		4.2
BIÈRES FRANÇAISES.	Strasbourg	de	2.8 à 4.5
	Lille	de	2.9 à 3.5
	Paris	double ... de	2.5 à 3
		petite ... de	1 à 1.1

Il est d'observation commune que la bière

prise en excès et entre les repas fatigue les voies de la digestion et conduit les buveurs à la perte de l'appétit et de leurs facultés digestives, sans préjudice aux inconvénients plus immédiatement graves qui pourraient résulter des substances toxiques ou simplement malsaines mélangées au liquide. L'embonpoint des consommateurs forcenés est de mauvais aloi et les dispose à la pléthore abdominale et aux accidents apoplectiques. Toutes choses étant d'ailleurs égales, les bières faibles sont hygiéniquement préférables aux bières fortement alcoolisées.

Note sur la fabrication industrielle du glucose.

Au sujet du glucose dont il a été question à l'occasion de la bière, nous ne pouvons nous dispenser de constater un perfectionnement hygiénique des plus heureux apporté à la fabrication de ce produit par la maison E. Delarue et Cᵉ, de Port-Salut (Oise). Par le temps de sophistications et d'empoisonnements qui court, on manquerait à un devoir si l'on ne signalait à la reconnaissance des consommateurs les efforts louables tentés, au profit de l'hygiène, par des commerçants scrupuleux, surtout lorsque ces efforts sont couronnés de succès. Ajoutons que le produit dont nous parlons servant à de très nombreux usages commerciaux, la place que nous tenons à lui consacrer ici est certainement justifiée. Aussi, croyons-nous, dans l'intérêt des brasseurs, confiseurs, pharmaciens, etc., devoir fournir une connaissance sommaire des procédés de fabrication du glucose employés par MM. E. Delarue et Cᵉ. C'est d'ailleurs à leur obligeance que nous devons cette communication.

La distinction particulière dont leur maison a été honorée à notre dernière exposition universelle (médaille d'or obtenue malgré la concurrence des maisons les plus anciennes et les plus connues), nous paraît être la meilleure consécration du résultat de leurs travaux.

Pour obtenir industriellement le glucose, le

procédé généralement suivi consiste à saccharifier les matières amylacées par l'emploi de quantités variables d'acide sulfurique. La saccharification réalisée, on sature l'acide par le carbonate de chaux, et une grande partie du sulfate calcaire ainsi produit se sépare par décantation. Les sirops ainsi obtenus restent souillés d'une proportion toujours considérable de sulfate de chaux.

C'est en raison de la présence de ce sel et de ses qualités nuisibles au point de vue hygiénique qu'on a dû proscrire l'emploi du glucose en pharmacie.

En ce qui concerne les produits de brasserie, l'emploi du glucose sulfaté n'est pas seulement préjudiciable au point de vue hygiénique, mais encore au point de vue du goût, puisque le sulfate calcaire s'empare d'une partie des principes du houblon. En outre, les *glucoses massés* nécessitent pour leur fabrication une quantité relativement forte d'acide sulfurique, et cet acide étant fréquemment obtenu aujourd'hui par la combustion de pyrites arsenicales, on a pu constater dans les glucoses la présence de quantité de produits arsénieux. — Le procédé *breveté* de fabrication de MM. Delarue et Ce leur donne, au contraire, un produit parfaitement pur et pouvant impunément être employé à tous usages.

Ils saccharifient les fécules par l'emploi de quelques millièmes d'acide oxalique *pur*, en aidant à la réaction par une température suffisamment élevée et obtenue en opérant en vase clos. — La saccharification étant arrivée au point voulu, ils pratiquent la saturation par un léger excès de carbonate calcaire, et ils agitent le mélange jusqu'à complète saturation de l'acide employé. L'oxalate calcaire formé étant insoluble, ils éliminent donc ensemble, en une seule opération, l'acide et l'agent de saturation. L'épuration est complétée par une filtration énergique sur environ 40 à 50 p. % de noir animal en grains. Le sirop sort des filtres absolument neutre, et comme, d'autre part, l'eau employée est très pure, MM. Delarue et Ce ne peuvent donc obtenir que des produits d'une qualité hygiénique irréprochable.

Le café. — L'usage du café, en dépit de la prédiction de Mme de Sévigné (1), se répand de plus en plus dans toutes les classes de la société. Nous sommes loin, il est vrai, de l'époque où ce produit valait 140 francs la livre (sous Louis XIV qui but la première tasse de café préparée en France). — Tous les hygiénistes s'accordent à reconnaître à la délicieuse infusion arabique des propriétés toniques et stimulantes pour l'organisme en général, et les facultés cérébrales en particulier. Elle constituerait aussi ce que Marvaux a appelé un *aliment d'épargne*, c'est-à-dire, empêchant la dénutrition. C'est sans doute cette vertu, réelle ou hypothétique, qui motive la recommandation de son usage aux vieillards, chez lesquels la désassimilation des éléments usés de l'organisme l'emporte sur l'assimilation des principes réparateurs et nutritifs (2). On aurait donc

(1) Racine et le café passeront, avait dit la célèbre femme.

(2) Le docteur G. Le Bon n'accepte pas comme démontrée cette réputation d'aliment d'épargne, d'aliment *anti-déperditeur* faite au café.

à sa disposition un moyen agréable de prolonger la vie humaine.

Les personnes d'un tempérament lymphatique et mou, débilitées et paresseuses d'intelligence et d'estomac se trouveront très bien de l'usage du café, si elles sont exemptes de maladies de cœur et si leurs nerfs et leurs voies digestives ne sont pas trop irritables.

L'excitation produite par le café sur les fibres musculaires de l'estomac et de l'intestin, le rend précieux pour aider le travail de la digestion et pour remédier à certaines constipations par inertie intestinale ; de même que son action sur la circulation peut en faire un préservatif

Pour notre compte nous attribuerions simplement les bons effets du café chez les vieillards à sa double qualité nutritive et d'excitation spéciale, excitation qui réveille l'énergie des fonctions languissantes sous l'influence de l'épuisement sénile.

Ce serait aussi pour la même raison que les travailleurs faisant usage du café résisteraient mieux à la fatigue et supporteraient plus impunément une maigre alimentation. D'où la conséquence pratique que les gens oisifs et se nourrissant fortement doivent supprimer le café de leur régime (à moins d'indications particulières).

des congestions cérébrales. Cependant, malgré tous ces avantages, on ne saurait sans inconvénients abuser du café, ainsi d'ailleurs que des meilleures choses. On lui a reproché justement de développer des affections nerveuses graves, chez les personnes prédisposées. Son excitation devient malfaisante, si elle est trop répétée, et peut engendrer la dépression des facultés, l'atonie du système musculaire, et même des accidents paralytiques et d'aliénation mentale.

Il convient donc de n'en faire qu'un usage modéré (en été de préférence) ou de s'en abstenir s'il est contraire, par suite d'un tempérament nerveux trop excitable et enclin aux manifestations de l'état désigné sous le nom de *nervosisme*.

Le café au lait ou plutôt le lait au café, tant décrié par des hygiénistes prévenus, constitue, en réalité, une alimentation saine et assez fortement nutritive, puisque M. Payen lui a reconnu, dans son *Traité des substances alimentaires*, trois fois plus de substance azotée que la moyenne des bouillons.

Les sophistications sont à l'ordre du jour pour le café. Les plus communes consistent à mélanger au café moulu de la chicorée, des glands, de l'orge, des amandes, des figues, etc. La présence de la chicorée est facilement reconnaissable, car si l'on jette dans un verre d'eau une pincée du mélange, le café surnage pendant que la chicorée tombe au fond.

Nous ne saurions trop engager le consommateur à se procurer le produit en grains pour le torréfier lui-même. Encore sa sécurité ne devra-t-elle pas être parfaite, vu l'industrie de certaines fabriques de *grains de café artificiels*. Le fait existe quoiqu'il paraisse monstrueux.

La torréfaction du café étant chose importante et assez mal comprise, nous croyons ne pas commettre une digression oiseuse en indiquant ici la pratique recommandée d'après Liebig : comme il faut retenir dans le grain la substance volatile aromatique, on doit pousser le grillage lentement jusqu'à ce que les grains prennent une coloration brun-clair. A brun foncé, la substance aromatique s'est volatilisée. — De plus, l'oxygène de l'air exerçant une action altérante sur le café grillé, on obvie à cet inconvénient, en saupoudrant les grains, vers la fin de la torréfaction, avec du sucre (15 gram. de sucre pulvérisé pour 500 gram. de café). Le sucre fond, et si l'on brasse le mélange, il se forme à la surface des grains une mince couche de caramel impénétrable à l'air. Les grains brillants sont revêtus d'une couche de vernis qui tient l'arôme emprisonné. (*Revue du Commerce.*)

Le café est-il utile ou nuisible aux personnes affectées de goutte, de gravelle ou même des deux à la fois? Comme toujours, Galien dit oui, Hippocrate dit non. Bornons-nous à rappeler à ce sujet qu'un grand clinicien, Trousseau, faisait remarquer que la goutte et la gravelle, sa sœur (1), sont presque inconnues en Orient et aux Antilles où l'on fait une consommation énorme de café.

Peut-être cette substance agit-elle favorablement, dans ce cas, par la propriété qu'elle possède de fluidifier les sécrétions. — Ne termi-

(1) Cette parenté est connue depuis longtemps : « *Tu as la gravelle,* écrivait Erasme, *et moi la goutte; nous avons épousé les deux sœurs* ».

nons pas cet article sans conseiller à l'amateur pour la préparation de son nectar le mélange recommandé par le Dr Riant :

250 grammes café Moka.
250 — — Bourbon.
500 — — Martinique (1).

Il faut de 100 à 125 grammes de ce mélange pour préparer un litre d'infusion.

(1) *Provenance. — Différents cafés.* — Quelle est l'origine du meilleur café ? demande M. Ch. Terrier. Si ce n'est du Brésil, c'est du moins de ce pays que nous vient la plus grande quantité.

De 1834 à 1871 la production s'y est presque quintuplée. Le Brésil est appelé à devenir, pour cette denrée coloniale, le maître du monde.

Les cafés d'Arabie et de la côte orientale d'Afrique, dits *moka*, ont l'arôme le plus fin ; certains cafés du Brésil (ceux de Cantagallo, par exemple), ont un arôme qui vaut celui de la Martinique. La majorité des cafés du Brésil est équivalente comme qualité à ceux de la Réunion et les cafés secs sont supérieurs à ceux de l'Amérique. Ils doivent donc être préférés à ceux de toute autre provenance, si ce n'est à ceux d'Arabie, de la Martinique et de la Réunion.

(Ch. Terrier, d'après le général Morin, compte rendu de l'Académie des sciences publié dans le *Bien public*).

Thé. — La boisson obtenue par l'infusion des feuilles de l'arbrisseau ainsi désigné, n'est guère appréciée, en France, que comme le remède à la mode des indigestions ou comme le complément de tout repas *extra*, lorsqu'on la préfère au café. Il y a cependant, sauf la différence d'arôme, la plus grande analogie hygiénique entre ces deux consommations. De même que le café, le thé est un excitant des organes digestifs, des nerfs et du cerveau (*du système nerveux cérébro-spinal*, pour employer l'expression scientifique). Il rend donc les mêmes services et peut présenter, par l'abus, les mêmes inconvénients, mais on s'accorde à lui reconnaître une propriété nutritive plus grande. C'est par conséquent un aliment et un moyen d'épargne aussi, car on a remarqué que l'abstinence était mieux supportée sous son influence. Les Anglais en usent et en abusent, comme on sait. Leur climat humide et brumeux explique bien d'ailleurs la valeur hygiénique précieuse qu'ils attribuent à cette boisson.

Au point de vue de la médecine préventive, nous ne saurions trop la recommander à ceux qui relèvent de fièvres intermittentes ou qui habitent des régions où ces fièvres sont endémiques.

Les sophistications du thé ne sont pas moins nombreuses et moins variées que celles que nous avons signalées pour les denrées précédentes (1).

Sans la moindre intention de réclame, nous conseillons au consommateur et à l'amateur qui seraient embarrassés sur le choix, les thés mélangés de la Compagnie coloniale ou de la Compagnie fermière Anglo-Franco-Russe.

Les personnes excitables devront donner la

(1) « Les Chinois colorent avec du bleu de Prusse et du curcuma les feuilles qu'ils exportent, mais se gardent bien de faire subir une pareille opération à celles qu'ils conservent pour leur usage. A Paris, à Londres, on le mélange avec des feuilles diverses. Plusieurs industriels rachètent dans les cafés des thés épuisés pour les revendre comme thés neufs, après les avoir imbibés de gomme et séchés. Les résidus de ces nouvelles infusions servent eux-mêmes, paraît-il, plusieurs fois. Dans une grande capitale, rien ne se perd. » Dr Gustave LE BON, *la Vie; physiologie humaine appliquée à l'hygiène et à la médecine*. — Paris, libr. Rotschild.

préférence aux thés noirs (Souchong, Pekoe, etc.,) ou même renoncer à cette consommation.

Il ne faut pas prolonger l'infusion au delà de dix minutes. Dose variable de 4 à 12 gram. de thé pour 500 gram. d'eau bouillante, selon la constitution plus ou moins nerveuse des personnes (1).

(1) « Le café peut être pris aussitôt après le repas ; mais il n'en est plus de même du thé ; c'est trois heures après qu'il faut le boire. En effet, sous son influence, l'estomac triture trop vite les aliments, il se vide avant que la sécrétion gastrique qui opère la transformation digestive des aliments soit complète. Il est donc mauvais de prendre le thé, soit en mangeant, soit après avoir mangé. Trois heures après le repas, au contraire, lorsque l'action des sucs digestifs est épuisée, il hâte la séparation de ce qui est digéré d'avec ce qui ne l'est pas et facilite l'assimilation. En Angleterre, l'habitude de prendre le thé pendant le repas est encore tolérable, parce que le climat rend nécessaire des excitants de la contraction gastrique plus forts. » Henri de Parville. Nous croyons, malgré cela, qu'un délai de trois heures après le repas, pour la consommation du thé, est un délai trop long. On peut, sans inconvénient, le réduire de moitié.

Chocolat. — Les tablettes de chocolat vendues par le commerce se préparent avec le fruit du cacaoyer, arbre originaire du Mexique. Leur composition renferme, en outre du sucre, un arôme (vanille, canelle ou ambre), et trop souvent hélas, de la fécule, des mélasses, du suif de mouton, pour les basses qualités.

Le chocolat cuit à l'eau et au lait constitue une alimentation nutritive, tonique, peu excitante et des plus saines.

« Les personnes qui font usage du chocolat, dit Brillat-Savarin, jouissent d'une santé plus constamment égale, et sont moins sujets à une foule de petits maux qui nuisent au bonheur de la vie ; leur embonpoint est plus stationnaire : ce sont deux avantages qne chacun peut vérifier dans sa société et parmi les personnes dont le régime est connu. »

Nous ne connaissons pas de premier déjeuner qui vaille celui-là, lorsque la qualité du produit employé est irréprochable. Aussi conseillons-nous au consommateur et à l'amateur de se mettre en garde contre les innombrables réclames dont chaque jour il est assiégé. Une maison jouissant d'une réputation légitimement reconnue doit seule inspirer la confiance.

Le chocolat au lait ou à la crème ne convient pas à tous les estomacs. Il est très rare que, préparé à l'eau, il soit mal supporté (à moins d'inaptitude tout-à-fait individuelle). Mangé sec, en tablettes, ce délicieux aliment ne perd rien de ses propriétés bienfaisantes (1). Ajoutons qu'étant *complet*, c'est-à-dire renfermant à la fois des principes réparateurs et calorifiques, il peut tenir lieu à lui seul d'un repas ordinaire, si sa préparation est suffisamment concentrée (2)

(1) Nous nous rappelons qu'un des professeurs de clinique les plus distingués de Paris recommandait souvent, pour combattre la constipation habituelle, de manger le soir, avant le sommeil, une ou même deux tablettes de chocolat sec et de boire immédiatement après un verre d'eau pure. Il est rare de ne pas obtenir pour le lendemain, par ce moyen, la liberté du ventre.

(2) Une forte tasse de chocolat préparée avec deux tablettes ordinaires (au lait ou à l'eau), et dans laquelle on mélangerait, au sortir du feu, deux ou même trois jaunes d'œuf, constitue un premier déjeuner très tonique, très nutritif et à recommander dans des circons-

(ou s'il est consommé sec en assez grande quantité). Il offre, de plus, au voyageur, comme commodité de transport, le plus grand avantage.

Aux lecteurs qui seraient curieux de plus de détails sur le chocolat, le café et le thé, nous recommandons la lecture très attachante des excellentes monographies du Dr Riant.

Le bouillon. — On a cru fort longtemps que le bouillon était une espèce de *quintessence nutritive*. C'est seulement de nos jours, tout récemment, que des savants bardés de chimie ont ébranlé cette réputation séculaire, en démontrant, à l'aide de leurs analyses, que le bouillon contenait une très faible proportion de principes nutritifs proprement dits. Ils ont assuré, en outre, que sa valeur hygiénique consistait surtout dans l'influence de ses sels et de sa sapi-

tances où l'on devra affronter la fatigue et soutenir le jeûne. Employer de préférence du chocolat vanillé et sucrer suffisamment pour faciliter la digestion du mélange.

dité aromatique (due à l'osmazôme) très propre à préparer le travail de la digestion et à le faciliter. Aussi nos hygiénistes contemporains conviennent-ils que le bouillon n'est guère que la *préface d'un bon repas*. Il est certain pourtant qu'en niant au bouillon toute propriété nutritive, on tomberait dans l'exagération. Et puis, il y a bouillon et bouillon, comme il y a fagot et fagot. Si l'on n'emploie, par exemple, la viande qu'à des doses *homœopathiques* pour préparer une forte quantité de liquide, on ne peut évidemment obtenir qu'un bouillon en lavage bien près de n'être que de l'eau légèrement aiguisée de sels. D'autre part, tout en faisant consommer un poids très suffisant de viande eu égard à l'eau (soit 500 grammes de viande, par exemple, pour un litre d'eau) si l'on a mis cette viande en une seule masse, et seulement au moment de l'ébullition, on n'aura encore qu'un bouillon médiocre, car l'albumine des tissus se coagulant par la chaleur, les empêche d'être bien pénétrés et d'abandonner tous leurs sucs. Par contre, le bouilli est bien meilleur. En effet, « il est d'observation journalière, dit un hygiéniste, (1) que, quand on veut faire un bouilli agréable à manger, il faut renoncer à l'idée d'obtenir en même temps un bon bouillon ». D'après le même auteur, « voici un procédé indiqué par Letheby pour faire le bouillon le plus savoureux qu'on puisse retirer de la viande : on fait chauffer lentement, jusqu'à ébullition, de la viande hâchée finement avec un égal poids d'eau ; l'ébullition est maintenue pendant quelques minutes, puis on filtre et on presse ». Cette recette s'éloigne assez de celle employée par les ménagères et se trouve d'une réalisation trop dispendieuse pour une consommation fréquente.

D'autre part, comme la question du *pot au feu* préoccupe assez ceux qui s'intéressent à l'alimentation, nous allons fournir encore deux modes de préparation auxquels s'attache une certaine notoriété. Nous les empruntons à la *Science usuelle* de M. Gaffard :

(1) Dr Lacassagne, *Précis d'hygiène privée et sociale.*

Bouillon des hôpitaux de Paris.

Eau..............................	10 litres.
Viande avec les os................	4 kilog. 16 gr.
Plantes potagères.................	83 gr.
Sel (chlorure de sodium)...........	12 gr.
Ognons brûlés.....................	3 gr.

Bouillon des établissements Duval, de Paris.

Bœuf ordinaire....................	3 kilog. 500 gr.
Eau..............................	10 kilos.
Sel marin.........................	75 gr.
Carottes, poireaux, navets, panais, etc.	600 gr.
Trois clous de girofle.	

« On écume le bouillon entre la première et la deuxième heure. On ajoute le sel et les plantes potagères après l'écumage, et on maintient à une ébullition très légère jusqu'à la sixième heure. » Gaffard.

Le bouillon des hôpitaux de Paris est préférable pour des malades et des convalescents au bouillon Duval. On peut le concentrer davantage pour les organisations très affaiblies qu'on voudrait restaurer par cette alimentation; ou même on leur donnerait avec plus d'avantage le bouillon selon la formule Letheby, citée plus haut. Cette dernière préparation est connue en Angleterre, où elle a pris naissance, sous le nom de *thé de bœuf*.

Parlerons-nous de l'*extrait de viande Liebig*, dont le commerce de l'épicerie voit s'augmenter le débit de plus en plus. Tour à tour exalté et rabaissé, cet extrait ne fournit pas assurément la qualité du bon bouillon de ménage. Il ne conviendrait nullement, d'après M. Sée, aux malades et aux convalescents, si ce n'est à titre d'apéritif et d'excitant léger de l'estomac pour préparer la digestion, et ne devrait, par conséquent, jamais être donné à l'exclusion de toute autre nourriture. Nous le recommandons surtout pour communiquer plus d'arôme aux bouillons gras trop faibles, particulièrement aux bouillons de viandes blanches (veau, volailles) et aux bouillons maigres qu'il relève supérieurement (1).

(1) A l'égard des tablettes gélatineuses dites tablettes de bouillon, voici comment M. Moleschott les juge :

« Ce que l'on vend en France sous le nom de *tablettes de bouillon*, dit-il, n'est autre chose que de la gélatine, un produit difficilement digestible, peu nourrissant, et,

Boissons spiritueuses. — Alcoolisme. — On comprend sous la dénomination de *boissons spiritueuses* les liqueurs et les eaux-de-vie de diverses provenances dont la richesse en alcool est très supérieure à celle des vins les plus alcoolisés (1). Tous les hygiénistes sont

par conséquent, plus digne de blâme que d'encouragement. Point d'économie plus voisine de la prodigalité que celle des ménagères qui, pour épargner la viande, font de la soupe avec ces tablettes, car ce bouillon ne répare pas les dépenses du corps, et, ainsi, à une dépense inévitable de la bourse, se joint un inévitable appauvrissement du sang. »

(1) L'alcool qui est la base des boissons spiritueuses ajoute à leurs qualités ou leur communique des propriétés nuisibles selon qu'il est de *provenance vinique* ou qu'il est ce qu'on appelle alcool *mauvais goût*. Dans le premier cas, il s'agit de l'alcool obtenu par la fermentation et la distillation des jus de raisin, de cerises (ou même des cannes à sucre). Les alcools *mauvais goût* sont ceux qui se tirent des grains et de la betterave et qui se fabriquent surtout dans le midi de la France, en Hollande, en Belgique et en Allemagne. Ils servent à des manipulations frauduleuses pour produire des soit-disant *cognacs*. Et il faut bien l'avouer, en effet, les véritables eaux-de-vie de Cognac et de Montpellier sont beaucoup moins communes qu'on se l'ima-

d'accord pour ne reconnaitre que des inconvénients à l'usage même modéré de ces boissons, inconvénients qui se changent en danger, pour peu que de l'usage on passe à l'abus. A ce sujet surtout, le moyen de ne pas abuser est de ne pas user. Qu'on s'abstienne donc, car la pente est glissante, et le petit verre s'impose vite dès qu'on lui a fait des accueils trop répétés. Nous savons bien qu'il est telles circonstances où il est difficile de résister : ce dîner pèse un peu ; on croit que le café ou le thé seront bien insuffisants... un petit verre de cognac, de chartreuse ou de tout autre chose... de raide, et l'on prend. Une autre fois, c'est l'ami qui a l'habitude du vermouth ou de l'absinthe, et qu'on rencontre à l'heure du dîner, etc., etc. Plaignons déjà

gine. La plupart des boissons vendues sous ce titre alléchant ne sont autre chose que des alcools de grains, coupés d'eau, présentant une teinte qu'ils ne doivent qu'au caramel, au cachou, au brou de noix et additionnés d'une substance particulière appelée *rance* destinée à leur communiquer un bouquet d'eau-de-vie de provenance vinique. Ce bouquet s'obtient également par l'addition d'ammoniaque, d'acétate d'ammoniaque, d'acide sulfurique et même de savon.

ceux que les circonstances influencent, parce que nous avons beaucoup à plaindre ceux que ces mêmes circonstances ont jetés dans l'habitude, c'est-à-dire dans *l'alcoolisme.*

On se méprendrait fort si l'on allait croire que nous entendons parler uniquement de ces malheureux, chez lesquels la passion alcoolique engendre, par son excès, l'ivrognerie pour ainsi dire en permanence et une dégradation morale complète. Il ne suffit pas qu'un sujet ne soit pas un ivrogne pour être un sujet alcoolique. Tout consommateur se créant des habitudes régulières par l'ingestion à peu près quotidienne d'une certaine ration d'alcool (soit en vins rouge ou blanc, eau-de-vie ou liqueurs) est adonné à l'alcoolisme, alors même qu'il n'aurait jamais éprouvé les effets de l'ivresse. Il encourt, par ce fait, tout comme *le buveur de profession*, les mauvaises chances de ses habitudes, et passe également aux yeux des hygiénistes et des médecins pour *un alcoolique.* En dehors des affections appartenant en propre à l'alcoolisme, les maladies aiguës, accidentelles que ce sujet pourra contracter, se ressentiront fatalement de l'empoisonnement chronique de sa constitution par l'alcool. *La place étant minée*, dirions-nous volontiers, la résistance sera périlleuse et le pronostic d'autant plus fâcheux. De là, en tout cas, des indications particulières pour le médecin, qu'il s'agisse d'une maladie interne comme une inflammation du poumon, de la plèvre ou des bronches, par exemple, ou qu'il s'agisse même d'une maladie chirurgicale, comme une blessure quelconque. On sait, par l'expérience de la dernière guerre, combien la mortalité était effrayante chez les blessés alcooliques.

Nous ne parlerons spécialement ni de l'eau-de-vie ni des liqueurs dites *de table*, si ce n'est pour convenir qu'après dîner, un cognac authentique et d'âge a bien son mérite de loin en loin, c'est-à-dire lorsqu'on n'en abuse pas ; de même aussi qu'un petit verre d'une bonne liqueur stomachique, et en particulier de celle que fabriquent et que vendent à un prix si rémunérateur les bons pères qui habitent le couvent de la Grande-Chartreuse, ou bien de la liqueur similaire de M. Maupetit de Limoges, ou bien encore de l'élixir au quassia *de Gramat.* (Voir la note sur ces produits à la fin de l'article.)

Cependant, tout en proscrivant d'une façon générale l'usage *habituel* des produits de la distillerie, arrêtons l'attention du lecteur sur deux de ces produits particulièrement nuisibles (1) : l'absinthe et le vermouth, deux chevaux de bataille de l'alcoolisme.

Les avis ont été partagés au sujet de l'absinthe. Les uns ont accusé la plante, les autres ont jeté l'anathème sur l'alcool. La vérité est que les deux substances agissent aussi pernicieusement l'une que l'autre. Après une série d'expériences destinées à cette démonstration, M. Naquet, un savant chimiste, conclut ainsi : « Nous pouvons donc affirmer aujourd'hui, en nous fondant sur des expériences précises, que l'absinthe empoisonne doublement ; que comme tous les alcooliques elle empoisonne par l'alcool qu'elle renferme, mais qu'elle empoisonne aussi par son huile essentielle, et tout en combattant

(1) D'autant plus nuisibles qu'ils sont pris entre les repas.

d'une manière générale l'usage immodéré des boissons alcooliques, nous sommes maintenant en droit de combattre plus particulièrement l'usage de l'absinthe qui empoisonne plus rapidement et plus sûrement que toutes les autres. »

En fait de sophistications relatives à l'absinthe, signalons l'addition du sulfate de cuivre à cette liqueur pour lui communiquer une plus belle coloration verte. Voici un moyen simple pour reconnaître la présence de ce sel toxique : plongez dans le liquide une lame de couteau très brillante ; cette lame se recouvrira d'une mince couche de cuivre facilement visible, si la liqueur contient du sulfate de cuivre.

Il ne faudrait pas nous opposer que l'absinthe (plante) est employée très avantageusement en médecine comme apéritive et toni-fébrifuge, car nous répondrions que beaucoup de plantes autrement dangereuses sont également utilisées au profit de l'organisme malade. Tout se réduit en définitive à la question de dose et d'opportunité. Maintenant, il peut très bien se faire que les propriétés incriminées de l'absinthe acquièrent une activité plus grande par la macération alcoolique.

Quant au vermouth, laissons encore la parole à un homme de science, le Dr Chéron : « Le vermouth bien fabriqué avec d'excellent vin blanc, dit-il, pourvu que les dix-sept plantes qui y sont macérées soient de bonne qualité, n'est qu'excitant et a le malheur de se vendre de 60 à 75 francs l'hectolitre ; mais le vermouth préparé avec des vins blancs pommadés, c'est-à-dire plâtrés, gâtés, piqués et croisés avec des liqueurs acides et minérales est très dangereux ; il engendre des gastrites, des vomissements bilieux, des hépatites, et le reste. »

Il ne faudrait pas croire toutefois que le vermouth et l'absinthe soient les seules liqueurs rendues dangereuses par les sophistications. Le kirsch, par exemple, au lieu d'être obtenu par la fermentation des merises (cerises noires), n'est souvent qu'un mélange d'alcool à 85 degrès avec de l'eau de laurier-cerise qui est bien loin d'être inoffensive, puisqu'elle est riche en acide prussique, poison des plus redoutables comme on sait. — Rejetons donc en principe l'alcool, sous quelque masque qu'il se présente (sauf le vin), et ne nous laissons pas prendre à la force factice qu'il développe dans l'organisme. C'est là ce qu'on pourrait appeler un *trompe l'œil,* car l'excitation qui résulte du petit verre ne se soutient pas et fait place à un état opposé (1).

En répétant fréquemment l'expérience, on arrive à engendrer, par la diète alcoolique, un affaissement considérable dont on ne peut se tirer toujours qu'à l'aide de nouvelles doses d'alcool. On est alors sous la dépendance de l'alcoolisme et de toutes ses funestes conséquences : maladies du système circulatoire et

(1) « L'alcool, dit Liebig, par son action sur les nerfs, est comme une lettre de change tirée sur la santé de l'ouvrier et qu'il lui faut toujours renouveler, faute de ressources pour l'acquitter. Il consomme ainsi inévitablement la banqueroute de son corps. » L'ouvrier des villes n'est pas le seul hélas! qui se livre à l'alcoolisme : « Combien de campagnards, dit de son côté, M. Becquerel, j'ai vu succomber prématurément à des fluxions de poitrine qu'ils avaient contractées en regagnant leurs villages, au milieu des rigueurs de l'hiver, après s'être enivrés dans les cabarets de la ville. » Combien de médecins de campagne peuvent en dire autant!

du cerveau (ramollissement, delirium tremens, folie alcoolique, hémorrhagies cérébrales); maladies de l'estomac (dyspepsie par inflammation chronique de l'organe ou gastrite; ulcérations, ramollissement, cancer); maladies du foie (congestion, inflammation, dégénérescence ou cirrhose du foie), etc. La liste est respectable, comme on voit, quoique incomplète. On ne saurait cependant se dispenser d'y ajouter la dégradation typique du caractère si communément observée chez le *buveur de profession* et si puissamment stigmatisée dans l'*Assommoir* du romancier réaliste.

Note statistique sur les boissons alcooliques.

Le mémoire du docteur Lunier, ayant pour titre : *Quelques considérations sur l'hygiène des boissons alcooliques*, nous a appris que depuis dix ans on consomme en France 50 millions d'hectolitres de vin par an; que cette boisson n'est habituelle que dans 72 départements; que la consommation de la bière a suivi une progression marquée depuis 50 ans et qu'elle est d'un usage courant dans cinq départements groupés sur la frontière belge. La consommation du cidre, par contre, a baissé ; mais celle de l'alcool s'est malheureusement accrue. En 1840, en effet, elle était de deux litres par tête ; aujourd'hui elle est de près de trois litres, soit une augmentation d'un tiers en moins de quarante ans ! Les faits les plus intéressants qui ressortent du travail de M. Lunier sont, sans contredit, ceux qui confirment l'opinion du docteur Bergeron, à savoir que c'est dans les départements où se consomment le plus d'alcools d'industrie (alcools de grains, de betterave, de pommes de terre) qu'on observe le plus grand nombre et les plus tristes des effets dus à l'alcoolisme (morts accidentelles, folies alcooliques). — Dans un autre ouvrage présenté à l'Académie des Sciences, le même auteur a démontré que ces effets sont beaucoup plus rares au contraire dans les régions où le vin abonde et fait partie de la consommation quotidienne des habitants. D'où nous pouvons tirer la conclusion pratique, qu'il faut répandre autant que possible la culture de la vigne et chercher activement les moyens de combattre avec succès le phylloxera.

Ne quittons pas ce sujet sans mentionner la brochure de M. Burdel, de Vierzon, intitulée : *Le vin dans la Sologne considéré comme prophylactique des fièvres telluriques*. Le docteur Burdel a poussé les habitants de sa triste région à remplacer une partie de leurs maigres pâturages par des vignes, et il leur a ainsi fait obtenir une amélioration sensible dans leurs conditions hygiéniques. « *Là où l'on boit du vin en Sologne, dit-il, la population devient plus vigoureuse, et les fièvres deviennent moins fréquentes et plus accessibles aux moyen de l'art.* »

Note supplémentaire sur les liqueurs de table.

En mentionnant la liqueur fabriquée à la Grande-Chartreuse, nous n'avons pu nous empêcher de reprocher à ce produit son prix trop rémunérateur, pour le fabricant, il nous semble, et trop dispendieux à coup sûr pour l'acheteur. Cela nous fournit tout naturellement l'occasion de signaler à l'attention du lecteur deux produits également supérieurs par leur qualité, aussi avantageux au point de vue hygiénique et absolument capables de rendre les mêmes services que la Chartreuse, tout en se vendant à des conditions moins onéreuses pour la bourse. — Nous voulons parler de la *grande Liqueur Maupetit* (de Limoges) et de l'*Élixir au Quassia amara de Rougié aîné* (de Gramat, Lot), tous les deux particulièrement distingués à nos expositions.

L'imitation de Chartreuse de la maison Maupetit n'est plus une imitation, pourrions-nous dire, tant ce produit réussit à représenter l'*original*. Si les bons pères perdaient jamais leur fameuse recette, nous leur donnerions charitablement le conseil d'acheter celle de M. Maupetit. Nous ne saurions mieux faire d'ailleurs l'éloge de la liqueur Maupetit qu'en reproduisant le jugement qu'en a porté un connaisseur, M. Vernier, dans une revue industrielle très répandue : « Cette liqueur, dit-il, fait une concurrence absolue et méritée au produit de la Chartreuse. La grande liqueur Maupetit a les mêmes qualités hygiéniques que celle-là. Il n'y a, du reste, aucune raison pour qu'il n'en soit pas ainsi et pour qu'une maison sérieuse ne fabrique pas une liqueur tout à fait semblable à une autre.

» Les plus grands soins sont apportés à cette fabrication. De plus, M. Maupetit laisse séjourner sa liqueur, comme le font les Chartreux, pendant longtemps, dans d'immenses foudres, afin de lui donner cette douceur, ce moëlleux qui est un des signes caractéristiques de la Grande-Chartreuse. »

Le jury d'examen de l'exposition d'Angoulême a décerné une médaille d'argent à la grande liqueur Maupetit, en constatant, dans son rapport, qu'elle peut « *soutenir avantageusement la comparaison avec la fameuse liqueur fabriquée au couvent de la Grande-Chartreuse.* »

Impossible de faire d'un tel produit une mention plus flatteuse. Ajoutons que la dernière exposition universelle a été l'occasion d'un nouveau succès.

L'*Elixir au Quassia amara* de M. Rougié aîné, de Gramat (Lot), a été distingué, lui aussi, à plus d'une exposition, puisqu'il compte déjà dans son avoir trois médailles d'argent et une mention honorable remportée à Paris en 1878.

On sait que le quassia est un arbre de la Guyane dont l'écorce et la racine sont d'une amertume excessive, amertume qui en rend les préparations difficilement supportables. M. Rougié est arrivé, par une heureuse combinaison, à masquer absolument le goût désagréable du *Quassia*, tout en lui conservant, dans la délicieuse liqueur qu'il fabrique, ses propriétés toniques apéritives et digestives dont la médecine fait journellement, comme on sait, un si utile emploi. Quoique le produit de M. Rougié ne ressemble en rien à un produit pharmaceutique, nous le recommandons spécialement, de même que le précédent, à l'attention des personnes qui n'auraient pas seulement un goût de fin gourmet à satisfaire, mais qui voudraient aussi, par un usage opportun et discret de ces excellentes liqueurs de table, stimuler agréablement et efficacement les facultés affaiblies de leurs organes digestifs.

Boissons acidulées. — Ces boissons dites aussi rafraîchissantes se préparent le plus ordinairement avec de l'eau et des sucs ou des sirops de fruits acidulés. Il faut compter parmi les plus usitées les limonades (1), les orangeades, les sirops de groseilles, de vinaigre, etc.

L'été est la saison où l'on consomme ces divers liquides avec le plus grand plaisir, et c'est justement alors qu'ils sont particulièrement nuisibles (2). Il conviendrait bien mieux en effet d'user de boissons légèrement stimulantes pour réagir contre l'accablement produit sur l'organisme par une température élevée, et contre l'atonie qui en résulte pour les systèmes

(1) Les limonades gazeuses pouvant être assez nuisibles par les sophistications qui ne les épargnent pas plus que les autres boissons, nous conseillons aux consommateurs de préparer eux-mêmes leur limonade avec une cuillerée à soupe (ou deux) de sirop de limon pour le tiers d'un verre d'eau qu'on achève de remplir avec de l'eau de seltz en siphon. On peut se procurer du sirop de limon chez tous les pharmaciens.

(2) Ils le sont moins par le coupage avec l'eau de seltz. A ce propos, conseillons l'usage exclusif de l'eau de seltz en siphon, plus hygiénique et bien plus agréable que celle que l'on peut préparer soi-même dans une bouteille ordinaire ou même dans certains appareils *ad hoc*.

nerveux et musculaire (1). Nous donnerions donc la préférence à l'eau coupée soit de café, de rhum (2) ou d'eau-de-vie, sans sucre ou très légèrement sucrée. Dans le cas où l'on éprou-

(1) Il y a des personnes qui, en été, éprouvent des constipations très pénibles. Elles mettent cela sur le compte d'une inflammation imaginaire et se noient de boissons ou de tisanes dites rafraîchissantes, en se privant de tout excitant. Que ces personnes renoncent à ce régime et qu'elles usent au contraire de thé, de café, de vin et parfois même, à doses modérées et peu fréquentes, de boissons alcooliques, et elles remédieront bien plus sûrement à l'état qui les incommode. Ces excitants réveilleront, en effet, les contractions de l'intestin et combattront l'état atonique de ses fibres musculaires relâchées et inertes sous l'influence de la température et des boissons trop délayantes.

(2) Nous recommandons surtout le coupage suivant comme boisson hygiénique désaltérante :

Eau............................	120 litres.
Rhum ou tafia	3 litres 1/2.
Teinture de gentiane...............	un 1/2 litre.

Cette formule est du docteur Gallard, médecin en chef de la compagnie d'Orléans.

On peut la réduire à :

Rhum ou eau-de-vie..................	40 grammes.
Teinture de gentiane................	4 »
Eau............................	2 litres.

verait trop fréquemment le besoin de satisfaire sa soif, l'eau vineuse constituera encore la boisson la plus hygiénique.

II

PRINCIPAUX ALIMENTS

TIRÉS DES ANIMAUX.

L'aliment réparateur et nutritif par excellence nous est fourni par les divers animaux dont nous consommons la chair. Nous allons énumérer rapidement les principales viandes et indiquer leurs qualités un peu plus spéciales. Comme il importe, avant tout, de ne les accepter pour la consommation que si elles proviennent d'animaux sains, commençons par fournir les principaux signes auxquels il est permis de reconnaître le mauvais état des denrées de la boucherie. Pour cela, nous citerons textuellement l'excellent ouvrage des docteurs Chassagne et Desbrousses (1) (partie hygiénique),

(1) *Guide médical de l'officier* (*Guide d'hygiène militaire*, p. 67).

qui nous offre en quelques lignes un fort bon résumé de ces signes :

« *Il faut refuser impitoyablement,* disent ces auteurs : 1° les viandes secondaires qui se reconnaissent à l'absence ou rareté de graisse, aux muscles mous et quelquefois marbrés, à la moëlle remplissant imparfaitement la cavité des os longs ;

» 2° Les viandes d'animaux surmenés ou malades, molles, à odeur forte, à épanchements sanguins dans les muscles ou dans les articulations (dites *guiches* en boucherie), à tumeurs ganglionnaires ou autres, et dont les tissus, pressés, laissent suinter la sérosité. »

Bœuf. — Chair très nourrissante, d'une digestion assez laborieuse. C'est la plus tonique des viandes, mais elle n'est pas toujours bien supportée par les estomacs des convalescents ou des personnes d'une santé délicate. Dans ces cas, on peut, avec beaucoup d'avantage, la donner crue, réduite en pulpe au mortier, et en boulettes enrobées de sucre pulvérisé. Cette pulpe est aussi facilement acceptée dans du bouillon, de la purée de pommes ou de pois, ou dans de la gelée de groseilles. On sait que c'est le bœuf qui fournit le bouillon le plus nutritif et le plus exquis à la fois.

Mouton. — La viande en est également très nourrissante et très saine. C'est, selon le mot d'un hygiéniste, la consolation des estomacs affaiblis. Elle est ordinairement très bien supportée, grillée ou saignante, et excite moins que la précédente.

Le bœuf étant susceptible de renfermer des cysticerques du tœnia inerme (espèce de ver solitaire), on peut tout aussi bien, et même plus avantageusement, à cause de cette éventualité, remplacer, dans le régime de la viande crue, celle de bœuf par celle de mouton. M. Nasse, de Montpellier, n'a abouti qu'à des résultats négatifs dans ses essais pour semer le tœnia chez le mouton.

Veau. — Alimentation plus légère et d'une

assez facile digestion (s'entend du veau de lait). Elle convient mieux aux constitutions sanguines et pléthoriques que les viandes noires.

Le ris de veau est le type de l'aliment réparateur et léger en même temps.

Porc. — Chair très nutritive, mais très indigeste. Indépendamment de ce dernier inconvénient, elle peut donner lieu à des affections sérieuses ou graves (ver solitaire, trichinose) si l'animal d'où elle provient était atteint de ladrerie ou de trichinose (1). Les germes qui produisent ces maladies ne résistant pas à une température élevée, l'hygiène recommande de soumettre la viande de porc à une cuisson très avancée (et complète aussi bien à l'intérieur

(1) La ladrerie « provient de petits kystes en grains de millet, qu'on peut apercevoir à l'œil nu, surtout sous l'épaule et dans la région sterno-humérale. Quand la maladie est plus avancée, ces kystes plus ou moins indurés envahissent le jambon, le filet et le contre-filet. — L'examen microscopique seul fait apercevoir les trichines. » Drs Chassagne et Desbrousses, *loc. cit.*

qu'à l'extérieur (1). Les salaisons n'offrent pas une sécurité équivalente, et nous ne saurions conseiller trop de circonspection à l'égard des produits de la charcuterie. La prudence exigerait que le consommateur pût s'assurer de l'état parfait de l'animal, car, la plupart du temps, les préparations telles que jambon, saucisson, etc., n'ont subi qu'une cuisson insuffisante. Le boudin bien cuit, à peu près exclusivement fait avec le sang, serait, de ces préparations, celle que nous recommanderions de préférence, M. Bouchardat croyant à son utilité pour la formation de globules sanguins chez les personnes lymphatiques et anémiques capables d'une bonne digestion.

(1) « Chauffées à 100 degrés, les larves meurent et la viande peut être mangée ; la graisse n'en contient pas, on pourrait donc vendre sans inconvénients la viande cuite et la graisse fondue et passée au tamis. La ladrerie n'est reconnaissable que par des vésicules sous la langue. Pour éviter les fraudes, il faudrait déclarer la ladrerie vice rédhibitoire, ce qui, rendant l'éleveur responsable, diminuerait la production des porcs ladres. Il serait bon aussi de leur faire savoir que la malpropreté engendre la ladrerie » (*Dictionnaire des praticiens*, de Loucas-Championnière.)

Volailles. — Elles constituent un aliment léger que presque tous les estomacs digèrent bien (quelques-uns ont une aptitude particulière à mieux digérer les viandes noires). Il y a cependant une exception à faire pour le canard et l'oie dont la chair forte et habituellement grasse est presque aussi indigeste que celle du porc. Les personnes souffrant de dyspepsie (1) par fatigue et inertie de l'estomac devront s'abstenir de ces deux dernières.

Poisson. — Le poisson de rivière (sauf l'anguille, le brochet et le saumon qui sont lourds quoique très appréciés des gourmets) jouit des mêmes qualités digestibles et nutritives que les volailles, tout en étant un peu plus léger et un peu plus excitant. — Le goujon, la truite, particulièrement recherchés, conviennent aux estomacs les plus difficiles et sont très suffisamment nutritifs. Les autres poissons de nos cours d'eau

(1) Dyspepsie signifie digestion difficile. Les personnes dites dyspeptiques sont donc celles qui digèrent mal.

(barbeau, poisson blanc, ablette, etc., n'ont qu'une chair fade et peu fortifiante. Quant aux poissons de mer, tels que les huîtres, l'éperlan, le merlan, la sole, le turbot, etc., ils sont d'une facile digestion et nourrissent très bien. Au contraire, le thon, l'alose, le maquereau, l'esturgeon, la morue, les crabes, les homards, etc., ne font l'affaire que des estomacs solides, pour lesquels ils constituent aussi une alimentation très réparatrice. N'oublions pas de mentionner que les œufs de certains poissons d'eau douce (le barbeau, le brochet) doivent être rejetés comme capables de donner lieu à un empoisonnement.

Gibier. — Il en est du produit de la chasse comme des viandes de boucherie : le gibier à chair noire est moins digestible et plus nourrissant que celui à chair blanche. D'une manière générale, le gibier est plus nutritif et plus excitant que les autres viandes. Les personnes affectées d'inflammation chronique des voies digestives, et celles qui ont l'estomac débilité et irritable se priveront avec avantage de toute espèce de venaison. Ne quittons pas ce sujet sans repousser le préjugé absurde, d'après lequel certaines pièces de gibier (bécasse, par exemple) peuvent être consommées, sans inconvénients, dans un état même avancé de décomposition. Cette dépravation de goût a parfois occasionné de graves désordres chez les faux gourmets qui ont voulu la satisfaire. La chair du gibier, déjà très échauffante, l'est bien davantage lorsqu'on la laisse *mûrir*. Des inflammations des organes digestifs, des éruptions très désagréables à la peau, révélant comme une espèce particulière d'empoisonnement, peuvent résulter de la consommation du gibier *faisandé* (1).

Œufs. — L'œuf de poule est un des aliments les plus précieux et les plus sains. Il est à la

(1) L'éruption la plus fréquente dans ces cas est l'*urticaire*, caractérisée par l'apparition soudaine de larges plaques saillantes s'accompagnant de démangeaisons très vives et quelquefois d'une fièvre assez intense. Elle s'observe également à la suite de la consommation de certaines moules et de fromages trop décomposés.

fois réparateur et calorifique, et peut à lui seul, avec le condiment indispensable, le sel, composer un repas très satisfaisant au point de vue hygiénique. Consommé trop exclusivement et pendant un certain temps il a occasionné, d'après M. Sée, de l'albuminurie, à cause de sa richesse en albumine (1). (L'albuminurie est caractérisée par une déperdition d'albumine par les urines). Cela ne l'empêche pas d'être par excellence le mets des convalescents et des estomacs délicats. Bouilli et en salade, il devient lourd ; à la coque et cuit à point, il jouit de toutes les qualités que nous lui avons reconnues. Comme sa fraîcheur est de grande importance, nous empruntons au Dr Riant le moyen très simple pour la juger.

On plonge « l'œuf dans une solution de 125 grammes de sel de cuisine pour un litre d'eau : l'œuf du jour se précipite au fond, celui de la

(1) M. Sée, il est vrai, n'a cité qu'un seul cas. Encore ce cas était-il sans gravité aucune, puisqu'il a suffi de supprimer les œufs du régime pour voir disparaître l'albuminurie. — M. Bouchardat croit les œufs contraires aux personnes affectées de gravelle et de goutte.

veille descend moins bas ; s'il a trois jours, il commence à flotter ; s'il a cinq jours, il reste à la surface, et la coque sort d'autant plus de l'eau que l'œuf est plus vieux ». Le même auteur rappelle aussi qu'en regardant l'œuf à la lumière, il est d'autant plus frais qu'il est plus transparent et plus plein. (*Leçons d'hygiène*, etc.)

Fromages. — Les fromages plus ou moins fermentés tels que ceux de Brie, de Gruyère, de Hollande, de Roquefort sont nourrissants sous un petit volume, mais ne sont consommés avec avantage qu'après le repas, dont ils activent alors la digestion : pris en trop grande quantité ou à jeun, ils échauffent et surexcitent l'estomac. Lorsqu'ils atteignent un certain degré de décomposition, ils peuvent occasionner des inflammations vives des voies digestives ou des accidents analogues à ceux que nous avons signalés en parlant du gibier faisandé et de certains poissons (urticaire pouvant s'accompagner de fièvre).

Avant de passer au chapitre suivant, mentionnons que dans les viandes les parties grasses, dont nous n'avons pas parlé, sont toujours d'une digestion difficile, impossible parfois à certains estomacs et qu'elles sont utilisées comme aliment respiratoire ou de combustion.

Quelques autres portions ou organes des divers animaux sont de même plus ou moins bien supportés : tels sont, par exemple, le foie et la cervelle, riches en graisse phosphorée. Enfin les parties tendineuses se trouvent presque réfractaires à l'action des sucs digestifs.

Mentionnons également que le mode de préparation auquel on soumet les viandes a une influence considérable sur leur qualités nutritives, digestives et sapides. Ainsi, les viandes saignantes, grillées à leur surface (bœuf et mouton) retiennent très bien leurs sucs et sont, avec les rôtis, les plus agréables, les plus digestibles et les plus toniques. Le seul inconvénient des rôtis est de ne pas toujours présenter une cuisson très égale. — Les ragoûts à sauces blanches ou rousses, épaissies avec de la farine, contenant des corps gras et ordinairement assez épicés, sont nourrissants mais assez lourds. Les médecins les mettent, à bon droit, *à l'index* dans presque toutes les maladies de l'appareil digestif. — Quant aux viandes bouillies, elles ont perdu une grande partie de leurs sucs et par suite de leurs principes savoureux, double raison qui explique et leur peu de valeur nutritive et leur faible degré de digestibilité (1).

(1) Voici la recette d'une préparation peu connue des ménagères mais qui peut devenir très utile dans plus d'un cas. Nous l'empruntons au Dr Riant :

« Viande coupée en minces morceaux et finement désagrégée, mise à sec dans un vase clos (une bouteille à large ouverture, par exemple) ; le vase est plongé à moitié dans un bain-marie pendant trois ou quatre heures : au bout de ce temps une demi-livre de viande choisie donne une tasse à thé de jus, très concentré, très pur, très aromatique, et dont le goût rappelle celui de la viande rôtie. — Cette sorte de bouillon très fort, très épais, est plutôt destiné aux malades, aux convalescents qu'aux personnes valides ». *Leçons d'hygiène*, page 231 (Jus de-viande).

III

PRINCIPAUX ALIMENTS

TIRÉS DES VÉGÉTAUX.

Les plus importants de ces aliments sont appelés *féculents* à cause de la proportion relativement considérable de fécule qu'ils contiennent. Cette fécule devant être transformée en sucre par la digestion, et le sucre se trouvant être un aliment respiratoire, tous les légumes féculents seront donc particulièrement utilisés dans le corps pour y développer de la chaleur. (Les parties non utilisées se déposent dans les tissus sous forme de graisse). Cela ne les empêche pas de renfermer en même temps plus ou moins d'azote et de jouer un rôle secondaire pour la réparation. Les plantes dites légumineuses (haricots, lentilles, pois), sont même plus riches en principes azotés que certaines viandes.

Pain. — Préparé avec la farine, composé presque exclusivement de fécule, c'est l'aliment le plus usité. Il est léger et nourrissant. Un pain de bonne qualité doit être blanc, bien cuit et bien levé. Consommé trop frais, il est indigeste et peut occasionner des coliques ou même des indispositions plus graves. — Le pain dont les habitants de nos campagnes font habituellement usage ne contient qu'une petite quantité de froment à laquelle on ajoute des farines de seigle, de sarrasin, d'orge, de maïs. Ce mode de préparation le rend lourd et diminue son pouvoir nutritif. Il faut des estomacs robustes pour en faire une consommation large et soutenue.

Le pain de son, peu connu en France, est rafraîchissant, mais s'altère très vite.

Pomme de terre. — La plus précieuse de nos ressources alimentaires après le froment.

Elle est surtout un aliment calorifique par sa richesse en fécule. Elle constitue l'alimentation capitale mais un peu trop exclusive du travailleur des champs.

Haricots, lentilles, pois. — Très nourrisants. En même temps calorifiques et très réparateurs, ils peuvent remplacer jusqu'à un certain point la viande de boucherie, mais ils sont indigestes et mal supportés par beaucoup d'estomacs. Les personnes qui digèrent mal, qui ont ce qu'on appelle de la *flatulence* des voies digestives, qui sont sujets à la colique et à la diarrhée, doivent soigneusement s'en abstenir. — L'accommodage à préférer pour les haricots, les lentilles et les pois est la mise en purée. Privés ainsi de leur enveloppe corticale, ils sont plus aisément attaqués par les sucs digestifs et partant moins nuisibles.

Carottes, navets. — Légumes riches en sucre, légers et jouissant de certaines propriétés adoucissantes et pectorales. Ils sont avantageusement consommés par les malades affectés d'inflammation chronique des organes de la digestion ou des voies respiratoires. Ils sont, au contraire, supprimés du régime des diabétiques (1) à cause de leur forte proportion de sucre. En somme, alimentation peu réparatrice mais très saine.

Nos anciens attribuaient à la carotte une vertu particulière dans le traitement de la jaunisse par sa tisane. Aujourd'hui la plupart des médecins continuent à prescrire cette tisane dans le même cas, sans la moindre conviction, et uniquement pour sacrifier à une vieille croyance enracinée chez leurs clients.

Végétaux herbacés. — Les *épinards*, la *chicorée*, les *artichauts*, la *laitue*, l'*oseille*, etc. constituent des aliments légers, rafraîchissants, se digérant bien et convenant éminemment

(1) *Diabétique*, qui a la *diabète* ou *maladie sucrée*, affection ainsi nommé parce que les malades perdent du sucre dans leurs urines.

aux personnes que des occupations sédentaires et peu fatiguantes disposent à la constipation, à la pléthore et aux congestions. Les salades sont moins digestibles à cause de leur crudité.

L'*oseille* doit être écartée du régime des graveleux et des goutteux comme étant très acide (acide oxalique).

Le *chou* est plus lourd, mais sensiblement plus nutritif que les autres légumes de cette catégorie qui le sont très peu d'ailleurs.

L'*asperge* peut être utile par son action diurétique (facilitant l'excrétion urinaire), mais elle est contraire aux personnes atteintes d'inflammation aiguë ou chronique des voies urinaires (reins, vessie, canal de l'urèthre).

Le *cresson*, mangé au naturel ou à l'huile, ou au jus de rôti, est un excellent tonique apéritif. Grâce à l'iode qu'il contient et que M. Châtain y a découvert, il peut rendre grand service aux constitutions lymphatiques et scrofuleuses, grâce à ses propriétés antiscorbutiques et un peu dépuratives (1).

(1) L'eau de toilette la plus hygiénique que nous connaissions pour la bouche est celle que chacun peut

Champignons. — Truffes. — Les champignons sont très nourrissants mais très indigestes. Les espèces vénéneuses sont des poisons très actifs dont les victimes ne diminuent guère chaque année, malgré les avis de l'hygiène et les livres de vulgarisation destinés à guider le consommateur (1).

Voici un procédé de préparation que nous recommandons d'appliquer à tous les champignons au sujet desquels on éprouverait le plus léger doute. Il est emprunté aux courageuses expériences de Frédéric Gérard :

« Pour chaque livre de champignons coupés en morceaux de médiocre grandeur, il faut un

préparer soi-même avec deux ou trois poignées de cresson qu'on laisse macérer pendant quarante-huit heures dans un litre de forte et de bonne eau-de-vie. — On emploie cette préparation à la dose d'une cuillerée à soupe dans un demi-verre d'eau pour l'entretien des gencives et des dents.

(1) Parmi ces livres citons celui de M. A. Tarrade, pharmacien, qui nous a paru à la fois le plus clair, le plus précis et le plus pratique. (*Les Champignons comestibles et vénéneux de la Flore limousine*, 2e édit., 1 vol. in-18. — Limoges, libr. Ducourtieux.

litre d'eau dans laquelle on ajoutera trois ou quatre cuillerées de *bon vinaigre*.

» Si l'on n'a pas de vinaigre, le remplacer par deux cuillerées de *sel gris*.

» Si l'on n'a ni vinaigre ni sel, laisser les champignons tremper dans de l'eau pure pendant deux heures entières, en ayant soin de la renouveler trois fois.

» On lave ensuite les champignons à grande eau, on les met dans l'eau froide qu'on porte à l'ébullition et qu'on y maintient pendant une demi-heure. On les retire, on les lave encore et on les accommode pour les manger. Toutes les eaux ont dû être jetées. »

Tel est le moyen simple et pourtant suffisant pour rendre *inoffensifs les plus dangereux champignons*.

Les truffes doivent plutôt être employées comme condiment que comme aliment. Elles relèvent supérieurement les volailles et ne méritent pas la réputation qu'on leur fait d'être très indigestes. Elles ne paraissent probablement d'une digestion laborieuse qu'à ceux qui lui réservent un trop bon accueil, à la fin d'un repas déjà copieux sans leur appoint.

Fruits. — Les fruits (*pommes, poires, prunes*), exigent comme condition hygiénique indispensable à leur consommation la plus parfaite maturité. Ils sont alors assez bien digérés quoique un peu froids, si on en use en petite quantité, et ils fournissent un dessert agréable, rafraîchissant mais très peu nutritif. Cuits au sucre et relevés par un aromate (cannelle, vanille), ils sont adoucissants et bien plus légers et plus sains à l'estomac. Tout le monde connaît les propriétés laxatives des pruneaux en décoction.

Les *raisins* et les *fruits rouges* tels que *cerises, fraises*, etc., sont très utiles aux goutteux et aux graveleux dont ils neutralisent les humeurs trop acides. M. Gubler ayant signalé un effet de relâchement produit sur les fibres de l'estomac par les fraises et, par suite, une sorte de paralysie momentanée de cet organe pouvant donner lieu à des indigestions redoutables, nous recommandons aux personnes à estomac paresseux de consommer ces fruits avec la plus grande modération, et de les relever toujours d'un petit verre de rhum, de cognac ou de chartreuse pour en faciliter la digestion.

Les noisettes, les amandes, les noix ont une valeur nutritive plus grande que celles des fruits précédents, mais ne possèdent aucune qualité rafraîchissante.

Condiments. — A leur tête est le sel, le plus indispensable de tous et qui est non moins un aliment qu'un condiment, si l'on considère le rôle important qu'il joue dans l'organisme et dans la nutrition. Il serait aisé de démontrer ce rôle à l'aide de données physiologiques et anatomiques que ne comporte pas ce résumé.

Les autres condiments (vinaigre, poivre, moutarde, etc.) se rapprochent du sel par un seul côté : celui d'aider à la digestion en excitant les sécrétions de l'estomac. Leur privation n'entraînerait aucun inconvénient, le sel pouvant toujours les remplacer avec le plus grand avantage au point de vue hygiénique. — L'abus des condiments conduit aux maladies chroniques des voies digestives par leur excitation trop fréquente. Il convient donc d'en user modérément, particulièrement dans la préparation des aliments indigestes et pendant la période des chaleurs.

———

IV

CONSIDÉRATIONS FINALES

Après cette revue sommaire des aliments et des boissons les plus usuels, il nous reste à donner quelques indications d'ensemble, très importantes, sur le régime.

On peut entendre par régime la manière de vivre. Au point de vue de l'alimentation il faut ne pas adopter un régime exclusif. L'homme étant *omnivore* doit varier sa nourriture et consommer, dans une juste proportion, des aliments réparateurs et des aliments calorifiques, des condiments, des boissons aqueuses et des boissons fermentées et stimulantes. Pour savoir auxquelles de toutes ces consommations on doit accorder, dans ses habitudes, une place relativement plus large, chacun prendra en considération le genre de vie qu'il mène et les exigences de sa constitution individuelle. Ainsi, par exemple, l'homme de cabinet, de métier ou de fabrique, travaillant, le dernier surtout, dans un espace où l'air est toujours plus ou moins mesuré et renouvelé; n'ayant le plus souvent que des occupations corporelles peu fatigantes, devront consommer particulièrement des aliments réparateurs, nourrissant sous un petit volume et ne surchargeant pas l'estomac. Les légumes féculents ne leur conviendront qu'en petite quantité; les légumes verts dits rafraîchissants leur seront au contraire très utiles par la propriété qu'ils ont d'entrenir la liberté du ventre. Les huiles, les graisses, le beurre, tous les corps gras ne pourront que leur être nuisibles, parce que n'étant pas brûlés, utilisés dans le corps, ils se déposeront sous forme de graisse et encombreront inutilement les organes, tout en entravant la digestion et en prédisposant à un grand nombre de maladies (obésité, goutte, gravelle, dyspepsie, maladies de foies, etc.). Les boissons stimulantes ne conviendront aux mêmes personnes que coupées assez abondamment d'eau de rivière ou de source. On ne les prendra pures qu'avec modération, et toujours à la fin des repas. Le vin, les liqueurs ne doivent jamais d'ailleurs être consommés à jeun. Encore fera-t-on très bien de ne contracter aucune habitude régulière à l'égard des liqueurs. A coup sûr moins on en usera et mieux on se trouvera.

L'homme qui a un travail pénible, celui surtout qui travaille en plein air, comme l'homme des champs, pourra, par contre, se nourrir plus impunément de légumes, de corps gras, de boissons fermentées, car tous ces matériaux seront utilisés dans une forte proportion par suite du genre de vie ; ils brûleront aisément dans un corps, une machine si l'on veut, dont le fonctionnement est actif, soutenu et réalisé au milieu d'un air pur qui fournit lui-même, dans une large mesure, l'élément indispensable de combustion (l'oxygène). La chaleur résultant de cette combustion deviendra une source de force au profit du rendement de travail. Ajoutons bien vite cependant que le travailleur plus soucieux de sa santé que de sa bourse (ou du cabaret) aurait tort de suivre le régime par trop exclusif du laboureur, pour lequel la viande et le vin, sont encore, dans certaines régions arriérées, *de véritables objets de luxe.*

Indépendamment de ces considérations générales, il en est de particulières qui sont relatives aux constitutions et aux aptitudes individuelles. Le pléthorique et l'anémique, par exemple, ne doivent pas adopter le même régime; d'autre part, tel estomac réclamera une nourriture plus spécialement animalisée, tel autre, un régime plus végétal, à l'encontre des indications qui découlent du genre de vie et du tempérament. — Celui-ci digérera très bien certains aliments indigestes pour la plupart des consommateurs, tandis que des aliments réputés légers seront difficilement supportés; celui-là ne pourra dépasser une minime ration sans se donner une indigestion, alors que tel autre aura besoin de prendre des repas relativement très copieux.

A ce dernier sujet, nous ne pouvons donc que répéter ce que nous avons dit à l'occasion de l'usage du vin : chacun sera son meilleur guide, s'il s'observe suffisamment pour se créer une expérience que le médecin lui-même est loin de posséder d'emblée dans les cas individuels, à l'égard d'un organe aussi capricieux que l'estomac.

Limoges, imp. veuve H. Ducourtieux, rue des Arènes, 5.

www.ingramcontent.com/pod-product-compliance
Ingram Content Group UK Ltd.
Pitfield, Milton Keynes, MK11 3LW, UK
UKHW021550260726
13993UKWH00002B/744

9 782329 213262